LES SAGES-FEMMES

DU PAYS RÉMOIS

au XVIIe et au XVIIIe Siècle

*Notes publiées à l'occasion du **Centenaire de la Maternité** de l'Hôpital civil de Reims (6 Avril 1809)*

PAR LE

Dr Pol GOSSET, Médecin des Hôpitaux

6 AVRIL 1909

REIMS

MATOT-BRAINE, IMPRIMEUR-LIBRAIRE-ÉDITEUR

Henri MATOT (I U), Fils et Successeur

6, Rue du Cadran-Saint-Pierre, 6

1909

8°T3

LES SAGES-FEMMES
DU PAYS RÉMOIS

au XVIIe et au XVIIIe Siècle

Notes publiées à l'occasion du **Centenaire de la Maternité**
de l'Hôpital civil de Reims (6 Avril 1809)

PAR LE

Dr **Pol GOSSET**, Médecin des Hôpitaux

6 AVRIL 1909

REIMS

MATOT-BRAINE, IMPRIMEUR-LIBRAIRE-ÉDITEUR

Henri MATOT (I U), Fils et Successeur

6, Rue du Cadran-Saint-Pierre, 6

1909

Lecture faite à l'Académie de Reims

A

M. LE DOCTEUR RENÉ DE BOVIS

Professeur de Clinique obstétricale
Chirurgien des Hôpitaux

Au Confrère,

A l'Ami,

P. G

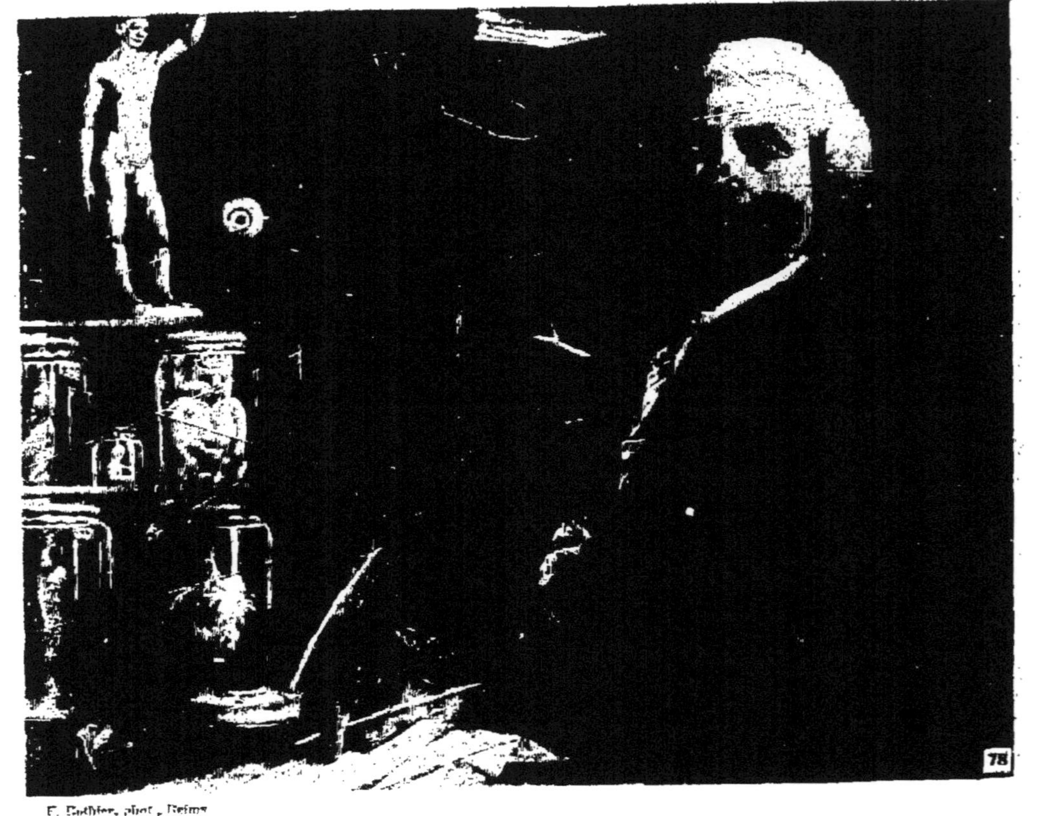

F. Gauthier, phot., Reims

PIERRE ROBIN. de Reims

Maître en Chirurgie et Démonstrateur en l'art des accouchements

Peint par N.-M. Perseval (Musée de Reims)

LES SAGES-FEMMES
DU PAYS RÉMOIS

au XVIIe et au XVIIIe Siècle

Dans un rapport sur le Concours d'histoire fait à l'Académie de Reims il y a huit ans, j'avais montré, d'après les généalogies de deux familles nobles des Ardennes, combien avait été fréquente dans ce milieu la mortalité des jeunes femmes pendant les semaines qui suivaient l'accouchement : Marie-Elisabeth de Niger, femme de Charles-Louis de Saint-Quentin, meurt à vingt-huit ans, douze jours après la naissance d'un fils ; Henriette-Louise-Christine-Rose de Rocheret, femme de Charles-Joseph de Lescuyer, meurt à trente ans, huit jours après la naissance d'une fille ; Gabrielle-Angélique de Champagne, première femme de Charles-Joseph de Lescuyer, meurt à vingt-huit ans, dix jours après la naissance d'une fille, etc. (1).

Il en était de même à Reims, en 1605, ce qui provoqua une certaine émotion, comme le prouve cet extrait d'un des registres de la juridiction du Buffet :

« Sur ce qui a esté proposé par noble homme André Goujon, seigneur de Bouzy, prévôt de céans, que plusieurs se sont plainctz de ce que grant nombre de femmes enceintes incontinant après leur enfantement décédaient et est l'opinion commune que la faulte procède de l'impéricie des matrones et saiges femmes et afin d'en descouvrir la vérité et mectre ordre à telz accidens ont esté mandez et conviez en la présente assemblée honorables hommes Mrs Claude Dambrayne, La Framboisière et Richelet, docteurs en médecine, Mes Anthoine Pescheur et Jehan Watry, cirurgiens, demeurant à Reims, pour en bailler leur

---

(1) Extraits des Registres paroissiaux de Mazerny et d'Hagnicourt.

advis, lesquels ont dict tous concordamment ensemble qu'ils ont esté appellez durant la couche d'aucunes des femmes malades et ont recongneu que la mort survenue à plusieurs desdites femmes en leur couche procédait principallement de l'intempérature et constitution de l'air en partie et en partie de mauvais régime de vivre, et non de la faulte des saiges femmes et néantmoins ont été d'advis qu'il fut besoin pour le bien publicq d'aporter un ordre pour le regard desdites saiges femmes et empescher que touttes femmes indifféremment s'entremectent à [illisible] des enffans que premièrement elles ayent esté trouvées et recongneues capables par examen qui en sera faict par médecins et cirurgiens.

Conclud a esté qu'il sera communiqué de ce que dessus à M⁰ du Conseil pour en bailler advis » (1).

Devant ces faits, je m'étais demandé comment était réglée l'instruction des sages-femmes ? Aucun des médecins qui ont étudié l'histoire médicale de Reims ne s'est occupé d'elles ; or comme on n'a pas retrouvé les archives de leur communauté, comme d'autre part elles appartenaient à des familles fort modestes qui n'ont pas laissé d'archives particulières, la question aurait pu rester sans réponse si un bien heureux haserd ne m'avait mis sur une bonne piste.

En feuilletant les registres paroissiaux de toutes les communes de l'arrondissement de Reims, c'est-à-dire les registres des baptêmes, mariages et décès, tenus par les curés avant la Révolution (2), j'ai trouvé, parmi bien d'autres actes curieux, dix procès-verbaux d'élections de sages-femmes : Courcy (24 juin 1674), Warmériville (5 septembre 1675), Reims, paroisse Saint-André (20 août 1690), Nogent (30 novembre 1694), Cumières (16 décembre 1708), Fismes (24 novembre 1720), Berru (3 mai 1744), Trépail (5 juin 1763 et 6 février 1774) et Bezannes (12 février 1783).

Les plus anciens sont très courts, comme le suivant qui est tiré des registres de la paroisse Saint-André, de Reims :

---

(1) Conclusions du Buffet de l'Echevinage de Reims. 9ᵉ volume, folio 116, 20 mai 1603 (Arch. comm. de Reims). Communication du Dʳ Guelliot.

(2) Ce dépouillement commencé au greffe du Tribunal civil de Reims, grâce à l'obligeance de M G. Villain, le sympathique greffier, et poursuivi dans les Archives des communes, n'est pas encore complètement terminé.

Nota pour la sage-femme. — Que le dim. 20ᵉ aoust (1690), Louise Gascon, velve de feu Nicaise Journe, de Pontaverge, a presté le serment accoustumé et a esté receüe en qlité de belle-mère et sage-femme de la paroisse St-André, des fauxbourgs de Reims, devant l'autel et en nre pñce. En foy de quoy ay signé le dt jour.   P. CAMUSET.

Les autres sont plus longs ; celui de Nogent peut servir de type :

J'ay soubzsigné, prestre docteur en droit et curé de la paroisse de Nogent-l'Abbesse, certifie à tous qu'il appartiendra qu'après avoir fait assembler les femmes du lieu le 30ᵐᵉ du mois de novembre (1694), jour de St-André, après les vespres, on a choisy pour sage-femme du lieu à la pluralité des voix et suffrages des femmes, Perette Remy, femme de Claude Guerlet, vigneron, demeurant en cette paroisse et qu'elle m'a presté le serment accoustumé et ordonné estre fait en telle occasion par les sages femmes selon la forme du Rituel du diocèse, présent tesmoins Maistre Jacques Grégoire, Maistre d'Ecolle, Jean Nidart, lieutenant et Jacques Nidart, procureur d'office de la justice de céans, en foy de quoy j'ay signé.   J.-B. BAUSSONNET, curé.

Tous sont rédigés à peu près dans les mêmes termes ; toutefois le curé de Berru a écrit que la sage-femme élue avait promis de remplir fidèlement ses devoirs « pour le prix et conformément à ce qui se passait autrefois dans la paroisse ».

Dans chacun des actes il est question d'un serment prêté selon le Rituel. Le Rituel est un « livre qui contient l'ordre et la forme des cérémonies religieuses avec les paroles et prières qui doivent accompagner les cérémonies » LAROUSSE. Il était donc tout indiqué de se reporter à celui qui était en usage à cette époque, le *Rituel de la province de Reims, renouvellé (sic) et augmenté* [par Mgr Charles-Maurice Le Tellier]. *Paris, Léonard 1677,* in-4ᵒ ; d'ailleurs dans les rituels antérieurs il n'y a rien sur le sujet qui nous intéresse. Celui-ci contient des renseignements très curieux (pages 291 et 243), concernant les sages-femmes, que je donne *in extenso.*

Du choix des sage-femmes et du serment qu'elles sont obligées de faire.

Quand il s'agira de faire choix d'une sage-femme le curé aura soin d'assembler les plus honnestes et les plus vertueuses femmes de la paroisse et du voisinage et les avertira de se dépouiller de tout sentiment de hayne, d'amour ou de faveur, afin d'élire pour sage-femme celle qu'elles croiront en conscience la plus fidelle et la plus propre à cette fonction ; mais particulièrement qui n'ait jamais été soupçonnée d'hérésie ou de sortilège : et lorsqu'elle sera élue, il luy enseignera la véritable forme du Baptême, en cas qu'elle ne la scache pas ; et quand elle la scaura parfaitement, il luy fera faire le serment selon la formule qui est dans le Rituel au rang des autres formules, qu'elle lira elle-même ; ou si elle ne sçait pas lire, elle la prononcera mot à mot après le curé.

Puis le curé luy demandera :

Vous le jurez et le promettez ainsi.

R) Ouy monsieur.

Le curé l'avertira aussi de ne baptiser aucun enfant que dans la nécessité et en présence de deux femmes pour le moins et particulièrement de la mère de l'enfant, si cela se peut : et si l'enfant qu'elle aura baptisé se trouve hors de danger, qu'elle ait soin de le porter au plutost à l'Eglise afin d'y suppléer les cérémonies et les onctions sacrées du Baptême en certifiant le curé que l'enfant a été ondoyé à la maison.

Les curez auront soin après la mort d'une sage-femme d'en faire élire une autre au plutost, à cause de la nécessité, qui peut être pressante pour le baptême des enfans qui sont en péril.

Suit la formule du serment, qui est très belle ; il aurait mérité d'être conservé :

Formule du serment que les curez exigeront des sages-femmes lorsqu'elles auront été choisies

Vous promettez à Dieu et vous vous engagez par serment, en la présence des autels, de secourir de nuit et de jour les femmes enceintes, pauvres et riches, qui auront recours à votre assistance, et de vous employer avec tant de religion à la conservation de leurs enfans, que par promesse, présent ou autre considération, telle qu'elle puisse être, vous ne travaillerez, ny ne consentirez à ce qu'on avance par des voyes extraordinaires leur accouchement, ny à tout ce qui pourrait nuire à la santé de la mère ou de l'enfant.

En résumé pendant tout le XVII° siècle et pendant la plus grande partie du XVIII° siècle, beaucoup de paroisses, autrement dit de communes, n'avaient pas de sages-femmes, mais de simples matrones sans instruction professionnelle, élues par les autres femmes dans l'Église en présence du curé (1).

Il n'en était pas de même dans les villes, ni dans quelques agglomérations privilégiées. On sait mal, faute de textes, ce qu'étaient les sages-femmes de Reims ; mais elles devaient certainement observer les articles 71 et suivants du règlement du Roi du 24 Février 1730, concernant les chirurgiens (2).

Ces articles veulent que dans les villes où il y a Communauté de chirurgiens, les aspirantes fassent un apprentissage de deux ans auprès d'une maîtresse sage-femme ou d'un chirurgien-accoucheur, ou un service de deux ans à l'Hôtel-Dieu ; cet apprentissage donnait des sages-femmes à la ville. En 1773, comme nous le verrons, fut inaugurée à Reims une nouvelle méthode d'enseignement par un démonstrateur en l'art des accouchements qui formait de bonnes accoucheuses pour les campagnes. Les deux modes de recruter les sages-femmes coexistaient encore en 1790 (3) ; dans le premier cas, l'examen final était passé devant le lieutenant du premier chirurgien du roi, le prévôt, le doyen de la Communauté des chirurgiens et la plus ancienne sage-femme ; devant le démonstrateur, dans le second. A la Faculté de Médecine, un cours en langue vulgaire était professé pour les élèves sages-femmes ; mais les médecins ne pouvaient pas leur faire passer d'examens.

Dans les extraits que le docteur Langlet a tirés des *Conclusions du bureau de l'Hôtel Dieu* et qu'il m'a obligeamment communiqués, il est fait plusieurs fois mention d'une belle-mère ou sage-femme, chargée seule de faire les accouchements dans l'Hôpital : 2 décembre 1703, Gertrude Hochard, sage-femme, nous ayant prié de lui donner congé, nous avons reçeu à la place Marguerite

(1) Le fameux édit de Henri II contre les femmes qui célent leur grossesse (février 1556) était lu de trois en trois mois dans les églises du diocèse ; des mandements de Mgr Maurice Le Tellier et de Mgr de Rohan, archevêques de Reims, rappelèrent aux curés l'obligation de lire cet édit et la déclaration de Louis XIV (25 février 1708) qui le confirme. Cet usage fut suivi jusqu'à la Révolution.

(2) Ils sont reproduits dans *Les Accoucheuses de Toulouse vers 1780*, par le Dr Audebert. (*La France Médicale*, du 25 septembre 1904).

(3) Mémoire copié à la fin d'un Registre écrit de la main du Dr Raussin, conservé à la Bibliothèque de Reims, cabinet des manuscrits : *Registre de tous les docteurs reçus depuis le 22 juin 1718, jusqu'à la destruction de tous les corps en 1794.*

Plista à l'Épreuve, 23 janvier 1742, la nommée Élisabeth Dhorsenval, de Saint-Souplet, veuve de Jean Jacquait, a été reçue sage-femme de l'Hôtel-Dieu aux gages de cent livres par an. Dans aucune des conclusions, il n'est question de cours suivis par des élèves sages-femmes.

A Fismes (1), le curé note dans sa rédaction de l'élection que la sage-femme lui a mis en mains « le procès-verbal d'examen qu'elle a subi par devant deux chirurgiens jurés les plus anciens de cette paroisse par lequel elle est censée habile à faire lesdites fonctions ».

A Ay, en 1772, il y avait « deux sages-femmes très adroites et intelligentes qui ont fait leurs cours à l'Hostel-Dieu de Reims pendant longtemps » (2). A la même époque M. de Pinteville pensionnait une sage-femme, qui avait su les cours à Paris, pour la fixer dans sa terre de Cernor (3) et M. de Galiflet avait envoyé de même une accoucheuse de Paris dans sa terre de Sézanne (4).

Quelles étaient la condition des sages-femmes et leur situation matérielle ? Étaient-elles nombreuses ?

C'étaient pour la plupart de vieilles femmes : en 1772 celle de Pringy (5) a 81 ans, celle de Maisons (6) 82 ans,... ; elles étaient toujours mariées ou veuves, quelquefois femmes de chirurgien, le plus souvent de laboureur.

Elles étaient plus nombreuses qu'aujourd'hui. Les archevêques voulaient une accoucheuse par paroisse; dans leurs tournées pastorales, ils inscrivaient son nom dans le procès-verbal de leur visite et exigeaient sans retard une élection quand une place était vacante. « Nous avons ordonné au s^r curé de Loivre (7)

(1) Arrondissement de Reims.

(2) Arrondissement de Reims. — Ce renseignement et les suivants datés de 1772, sont tirés d'un dossier des *Archives départementales*, C. 355 qui sera signalé plus loin.

(3) Canton d'Écury-sur-Coole, arrondissement de Châlons. En raison de la rareté des documents, l'enquête a du être étendue au-delà des limites du Rémois.

(4) Canton de Sézanne, arrondissement d'Épernay.

(5) et (6) Canton et arrondissement de Vitry-le-François.

(7) Canton de Bourgogne, arrondissement de Reims.
Les renseignements sur l'année 1663 sont extraits du Procès-verbal des visites des églises du grand archidiaconé de Reims, faites de 1663 à 1675, par Robert

de faire élire dimanche prochain une belle-mère et d'en recevoir le serment ». Aussi dans les communes qui forment aujourd'hui le canton de Bourgogne y avait-il en 1663 13 sages-femmes contre 9 en 1909 ; dans le canton de Fismes 16 contre 6 ; et dans celui de Ville-en-Tardenois 20 contre 5.

Nombreuses et peu rémunérées, en concurrence avec les chirurgiens qu'on trouvait presque partout dans les campagnes, elles avaient une situation très médiocre. « La belle-mère de Chaumuzy (1) nous a demandé d'être taxé, nous lui avons accordé XXX sols à condition de servir les femmes pendant quatre jours si elle n'est demandée ailleurs » 1663. Cent ans plus tard le prix d'un accouchement est resté le même dans les paroisses de la généralité de Champagne. « Pour accoucher une femme, la garder, la soigner, elle et son enfant, on donne trente sous ; ce salaire est trop modic », écrit le curé de Fagnières (2) en 1772. Et celui de Saint Lumier (3) : « On ne leur donne que trente sols par chaque accouchement, et elles sont dans l'obligation d'aller, pendant quinze jours deux et trois fois par jour pour soigner la mère et l'enfant sans souvent avoir un ver d'eau ». Heureuses encore quand elles ne doivent pas exercer leur métier gratis, ce qui est souvent le cas, à Vauciennes (4) par exemple.

Aucune amélioration ne devait être apportée à l'instruction des sages-femmes de la campagne avant 1772. Cette année-là le Roi, ému des accidents qui résultaient de l'ignorance des matrones et voulant remédier aux dangers que couraient ses fidèles sujettes, délivra à des maîtresses sages-femmes des brevets qui les autorisaient à ouvrir des cours d'accouchements publics et gratuits dans les diverses provinces.

de Y, grand archidiacre (*Archives départementales* conservées à Reims. Fonds de l'Archevêché, G. 252).

Le questionnaire imprimé concernant l'état des paroisses adressé en 1774 aux curés par l'archevêque, serait intéressant à dépouiller si les curés avaient tous répondu à la demande de renseignements sur les sages-femmes (même fonds, G. 253 et seq.).

(1) Canton de Ville-en-Tardenois, arrondissement de Reims.
Cette note est tirée du registre G. 252, cité plus haut.

(2) Canton et arrondissement de Châlons.

(3) Canton de Thiéblemont, arrondissement de Vitry-le-François.

(4) Canton et arrondissement d'Épernay.

M. Rouillé d'Orfeuil, intendant de Champagne, engagea Mme Angélique Marguerite Le Boursier du Coudray, à se rendre à Châlons après son cours de Besançon, puis il demanda aux officiers municipaux de sa province (1), de payer le voyage et la nourriture des sages-femmes ou des femmes qui voudraient le devenir, pendant les deux mois que durerait le cours à Châlons ; il leur assurait le logement. Il ajoutait que Mme du Coudray commencerait ensuite un second cours qui ne durerait que quinze jours, pour les chirurgiens des principales villes : ceux-ci à leur tour créeraient des centres d'enseignement. « Insensiblement toutes les sages-femmes de la campagne qui, pour la plupart, exercent l'art des accouchements sans en avoir les plus légères notions et qui occasionnent la perte d'un nombre infini de sujets se trouveraient instruites et en état de conduire à bien non seulement les accouchements les plus simples qu'elles rendaient souvent très laborieux faute de connaissance, mais même les accouchements difficiles et dans ces derniers cas, connaissant tous les dangers, elles se détermineraient bien plus aisément à appeler le secours d'un chirurgien habile » (2).

Pour susciter les vocations obstétricales, des avantages sérieux tels que des exemptions d'impôts étaient consentis aux candidates et à leurs maris. Du reste tout ceci est très bien expliqué dans la curieuse lettre imprimée qui fut envoyée à tous les curés de la province (3) :

A Châlons, le....... Novembre 1772.

Vous êtes trop souvent témoin, Monsieur, des accidents fâcheux qui arrivent journellement dans les campagnes, par l'impéritie des sages-femmes, qui font périr un nombre considérable de femmes et d'enfans, pour que je ne me flatte pas d'avance de tout votre empressement à concourir avec moi pour prévenir des désastres aussi affligeans à l'humanité.

(1) Lettre imprimée intitulée : AVIS. 3 pages in-folio. Châlons, Seneuze (Archives départementales, C. 355).

(2) Lettre de Rouillé d'Orfeuil à Messieurs les lieutenant et gens du Conseil de la Ville de Reims, 24 janvier 1773 (Archives de Reims. Diverses matières. Liasse 21 *bis*, cours gratuit d'accouchement).

(3) Lettre imprimée, 2 pages 1/4 in-folio (Archives départementales, C. 355).

J'ai invité Mme du Coudray, maîtresse sage-femme et brevetée du Roi pour enseigner l'art des accouchemens dans tout le Royaume, de venir à Châlons y tenir un cours d'accouchemens, à l'effet d'y instruire, pendant l'espace de deux mois, les sages-femmes de la Province, ainsi que les femmes qui voudraient se destiner à travailler dans cet art, pour le devenir.

La dame du Coudray, par ses talens dans l'art des accouchemens a imité une machine très industrieuse qui représente, tant à l'extérieur qu'à l'intérieur, les parties dans lesquelles l'Enfant se trouve renfermé dans le sein de la Mère, et c'est sur cette machine qu'elle rend sensibles tous les accouchemens les plus laborieux et les plus embarrassans, de sorte que par la facilité de les faire répéter souvent à ses élèves, elle les forme et les instruit de façon qu'elles ne sont plus embarrassées lorsqu'il s'agit d'opérer sur la nature même.

D'après ce détail, vous voyez, Monsieur, combien il est essentiel de profiter du cours que Mme du Coudray doit tenir et qui commence le premier décembre prochain.

Je vous prie donc, s'il y a une sage-femme dans votre paroisse de lui faire sentir tous les avantages qu'il y aurait pour elle de venir assister à ces Instructions et de l'engager nécessairement à se rendre ici dans les derniers jours du présent mois de novembre.

S'il n'y a point de sage-femme et que votre Paroisse soit assez étendue pour y en établir une, en ce cas, vous voudrez bien engager la femme qui serait le plus en état de s'instruire, de se rendre ici dans le même temps, pour y suivre ce cours d'Accouchemens et par son application, devenir une bonne Accoucheuse.

Je sens que malgré l'avantage que cet établissement peut procurer dans toutes les Communautés, il est peut-être encore nécessaire d'exciter l'émulation tant des sages-femmes que de celles qui se présenteraient pour le devenir ; et, en conséquence pour que le petit objet de dépense que leur séjour à Châlons pourra leur occasionner, ne les détourne point de se livrer à une Instruction aussi utile, je les ferai loger gratuitement et ferai même payer à chacune de celles qui ne seraient pas en état de se nourrir, ou qu'il serait nécessaire d'aider, une somme de douze livres par mois.

Indépendamment de ces secours, je me propose encore, sur les bons témoignages qui me seront rendus par Mme du Coudray par un certificat en bonne forme, qui constate que ces *Femmes seront bien et suffisamment instruites et que par leur zèle et leur application elles sont en état d'exercer la dite profession de sage-femme*, de les exempter, ainsi que leur mari, de la Corvée personnelle des chemins royaux, pendant tout le temps que les dites Femmes exerceront la dite profession. J'aurai aussi attention qu'elles ne soient point imposées à la taille, ni leur mari, pour raison du bénéfice qu'elles sont présumées faire dans leur profession d'Accoucheuses.

Je compte, Monsieur, qu'avec tous ces avantages, il ne vous sera pas difficile de déterminer la Sage-Femme de votre Paroisse ou une Élève, à se rendre ici, pour suivre le cours de Mme du Coudray. Persuadé de votre amour pour le bien et la conservation de vos Paroissiennes, je me repose entièrement sur le zèle dont vous êtes capable pour seconder mes vues dans un établissement aussi avantageux à l'Humanité.

Comme cet objet requiert célérité, je vous prie de me faire réponse par le porteur, si cela est possible, ou au moins d'ici cinq ou six jours.

Je suis très parfaitement, Monsieur, votre très humble et très obéissant serviteur.

Un exemplaire de cette lettre imprimée porte la mention manuscrite : « Il faudra avoir soin que ces femmes ne soient pas trop âgées ».

Cet appel fut entendu ; une centaine de réponses des curés, dont beaucoup sont négatives, est encore conservée dans les archives de l'Intendance (1) ; c'est là qu'ont été pris les détails circonstanciés sur la condition des sages-femmes donnés au début de cet essai.

Le cours des femmes commença le 1er décembre 1772, et dura deux mois ; les leçons étaient données tous les jours, de 8 heures à midi et de 2 heures au soir. Madame du Coudray « possède supérieurement son art, dit le journal du temps ; elle le traite et le démontre avec toute la clarté et la simplicité nécessaires à la plus grande partie de ses élèves (2) ». Son mannequin lui permettait de se bien faire comprendre dans ses explications. Une pièce des Archives de Reims aiderait à le reconstituer (3) ; il coûtait deux cents livres.

(1) C 333.

(2) *Affiches....... de Reims*, Journal publié à Reims, nos des 30 novembre et 28 décembre 1772.

(3) C'est un reçu du mannequin délivré par le chirurgien Robin à la Municipalité, en date du 14 mars 1773 : un corps de femme, deux petits mannequins de toile rouge représentant deux enfants à terme, des pièces de peau couleur chair pour faire sentir les différents degrés de dilatation, des morceaux de toile blanche montrant la forme de la poche des eaux, etc. (*Archives de Reims*, liasse 21 bis).

Cet enseignement pratique ne devait pas tarder à porter ses fruits ; il y a au dossier des Archives départementales une lettre de la sage-femme de Poix (19 mars 1773) qui est heureuse de faire savoir à Mme du Coudray que, grâce à ses leçons elle a bien terminé un accouchement difficile, une présentation du bras.

Au reste on peut encore apprécier la qualité de l'enseignement de Mme du Coudray puisqu'elle est l'auteur d'un traité illustré en couleurs qui eut, paraît-il, six éditions, de 1759 à 1785 ; l'une d'elles porte le nom de Châlons : *Abrégé de l'art des accouchements dans lequel on donne les préceptes nécessaires pour le mettre heureusement en pratique. On y a joint plusieurs observations intéressantes sur des cas singuliers. Ouvrage très utile aux jeunes sages-femmes et généralement à tous les élèves en cet art qui désirent de s'y rendre habiles. Nouvelle édition enrichie de figures en taille douce enluminées, par Madame le Boursier du Coudray, ancienne maîtresse sage-femme de Paris. Le prix est de six livres relié. A Châlons-sur-Marne, chez Bouchard, Libraire, Imprimeur du Roi, de la Ville et du Collège. MDCCLXXIII, avec approbation et privilège du Roi.* 1 volume in-8, de 185 pages, plus 4 pages pour l'approbation et le privilège. Le portrait de l'auteur est en tête du livre, gravé par J. Robert, professeur à l'Ecole de dessin de Reims, de 1752 à 1762, à qui on doit aussi les nombreuses gravures en couleur, reproductions des peintures de P. Chapparre.

Le cours des chirurgiens commença le 26 février 1773, il dura quinze jours et réunit une quarantaine d'auditeurs, parmi lesquels les chirurgiens Robin, de Reims, et Mangin, de Châlons, se signalèrent tout particulièrement à l'attention de Mme du Coudray (1).

Pierre Robin est une figure très originale que les biographes ont oublié, peut-être parce qu'il n'appartenait ni au corps professoral, ni aux hôpitaux : né à Reims en novembre 1725, d'un marchand de la paroisse Saint-Hilaire, reçu maître en chirurgie en 1760, il fut d'abord chirurgien sous-aide-major des camps et armées du Roi ; de retour dans sa ville natale, il se

---

(1) En quittant Châlons le 26 mars, elle se rendit à Verdun avec sa nièce, Mme de Varennes, et son démonstrateur, le sieur Coutanceau (*Affiches........ de Reims*, numéro du 19 avril 1773).

spécialisa avec bonheur dans la pratique de l'art obstétrical. Il
prenait des notes brèves sur tous les accouchements qu'il faisait,
en moyenne deux cents par an, et notait avec plus de détail les
cas curieux ; ses cahiers d'observation qui sont en même temps
des livres de compte, tenus pendant trente ans, sont conservés
à la Bibliothèque de Reims (1).

Démonstrateur en l'art des accouchements, c'est le titre qu'il
rapporta de Châlons en 1773, il commença un enseignement
fécond qu'il poursuivit presque jusqu'à sa mort.

Robin est le précurseur des médecins conférenciers si nom-
breux aujourd'hui qui instruisent le public des choses médicales.
Il ouvrit en effet, en 1779, un cours libre d'anatomie à l'usage
des gens du monde et des élèves de l'Ecole de dessin (2) ; il fit
aussi des démonstrations sur le squelette de cheval à l'usage des
apprentis maréchaux. Ces conférences eurent certainement du
succès, puisqu'il les répéta en 1782 et 1783. Elles n'ont été que
partiellement imprimées : *Discours prononcé par M. Robin,
maistre en chirurgie, lors de l'ouverture du cours public et gratuit
d'anatomie, dans la Salle des Révérends Pères Augustins de Reims,
le 4 mai 1779* [Reims, Piérard, 1779], brochure in-8 (3) et *Abrégé
d'hipposteólogie pour servir à un cours d'anatomie hippiatrique, fait
en faveur des jeunes maréchaux pour les disposer à passer à l'Ecole
vétérinaire. A Reims, chez Jeunehomme, imprimeur du Roi,
MDCCLXXX, avec permission*, brochure in-16 de 37 pages (4).

Robin était membre associé de l'Académie royale de chirurgie ;
il mourut dans sa ville natale, le 19 août 1804, dans sa 80ᵉ année.
Son portrait peint par Perseval est au Musée de Reims ; il a été
gravé en 1900 par Léopold Lesigne, aux frais de la Ville : Robin
est dans son cabinet de travail en habit de velours violet ; des
livres, des pièces anatomiques, un microscope sont à portée de
sa main.

C'est cet homme « celui de ses membres qui a ici la confiance
publique pour l'art des accouchemens » que la Communauté

<hr>

(1) Cabinet des manuscrits, nᵒ 1032.

(2) *Affiches de Reims*, numéros du 12 avril 1779 et du 6 mai 1782.

(3) Bibliothèque de Reims, Cabinet de Reims, t. II, nᵒ 680.

(4) Cette brochure sans nom d'auteur est rare ; elle est dans la Bibliothèque
du Dʳ Guelliot.

des maîtres en chirurgie avait d'une voix unanime désigné au choix des lieutenant et gens du Conseil de la Ville de Reims pour entendre les leçons de Mme du Coudray et professer ensuite à Reims le premier cours d'accouchement. Caqué avait été désigné à défaut de Robin ; mais heureusement celui-ci accepta malgré ses multiples occupations (1).

Il forma quelques élèves pendant l'année 1773, mais le cours officiel des sages-femmes ne fut ouvert que le 9 décembre 1773 : au lieu de huit femmes, chiffre primitivement fixé par l'Intendant, il groupa douze femmes de la campagne, de l'élection de Reims ; elles étaient envoyées par les paroisses d'Allendluy, Attigny, Bazancourt, Cernay, Chigny, Cormoyeux, Heutrégiville, Lavannes, Nogent, Saint-Clément, Saint-Thierry et Warmeriville (2).

Le second cours (décembre 1774 – janvier 1775), réunit sept élèves venues de Bourgogne, Brimont, Cormontreuil, Loivre, Ludes, Mailly et Sillery (3).

Le démonstrateur touchait douze livres par femme suivant son cours, et chacune d'elles à l'origine recevait vingt-quatre livres ; plusieurs fois Robin dut faire à ses élèves l'avance de leurs frais d'entretien, avance qu'il avait beaucoup de mal ensuite à récupérer : en 1775, en 1792, il dut réclamer à plusieurs reprises ce qu'il avait déboursé. Le nouveau régime n'avait rien à envier à l'ancien !

Les cours se continuèrent d'année en année ; il semble pourtant que vers 1787 ils furent suspendus faute d'argent (4), mais en 1792, en 1795, Robin professait encore, et des examens étaient passés en présence des Administrateurs du district (5).

(1) Lettre des lieutenant et gens du Conseil à l'Intendant, pour désigner Robin (25 novembre 1772). — lettre des mêmes au même pour proposer Caqué (2 février 1773). — lettre de l'abbé Caqué au même pour excuser son père souffrant (18 février 1773). — lettre de Maillefer, procureur syndic, au même, sur le même sujet (25 février 1773). — Archives départementales C. 356.

(2) C. 357 et « Affiches........ de Reims, numéro du 3 janvier 1774

(3) C. 358.

(4) Lettre de l'Intendant Rouillé à Messieurs les officiers municipaux de Reims. Paris, 3 janvier 1788 (Archives de Reims, cours d'accouchement).

(5) Voir au Cabinet des manuscrits à Reims (carton n° 59, pièces non cataloguées), la fiche d'un prix « accordé par le Directoire du département de

Quand ses élèves revenaient dans leur village, munies de leur lettre de capacité, elles pouvaient y rencontrer des matrones sans brevet. Le cas était prévu : un règlement rendu par les Officiers du bailliage en 1787 défendait à ces dernières l'exercice de la profession partout où s'installait une sage-femme (1).

Des cours analogues à celui de Reims furent professés à Châlons, à Vitry, à Épernay, à Sézanne, à Sainte-Ménehould. Il semble bien que les derniers aient été tenus en germinal et floréal an IV ; à partir de ce moment, le ministre refusa d'allouer des fonds à l'administration départementale, sous prétexte que « le Corps législatif ayant décrété l'organisation des Écoles spéciales de médecine et une commission ayant été nommée pour présenter un travail définitif sur cet objet important, il convient d'en attendre le résultat avant de songer à rien établir de ce genre, d'autant que les cours d'accouchement feront une partie essentielle de l'enseignement dans les Écoles spéciales (2) ».

Les cours de Robin étaient supprimés faute d'argent ; mais qui pourrait croire que l'actif vieillard n'a pas continué à former des praticiennes pour les campagnes ? Toutes en effet n'avaient pas les moyens d'aller étudier à Paris dans cette Maternité que venait de fonder le ministre Chaptal (11 messidor an X, 30 juin 1802) et qui seule devait fournir des sages femmes à toute la France.

De nouvelles générations médicales, il est vrai, allaient venir à la lumière : Robin meurt en 1804, Caqué en 1805, Fillion en 1806, Demanche en 1808. Qui des jeunes prendra le flambeau de Robin ?

Un accoucheur s'était déjà fait connaître parmi les médecins

la Marne à celles qui auraient le mieux répondu ». Cette fiche signée des Administrateurs du district, provient du prix accordé à Marie-Élisabeth Goblinet, le 22 prairial an III.

(1) *Nouveau règlement rendu pour les sages-femmes par les Officiers du Bailliage royal et siège présidial de Reims. Extrait des registres du greffe du bailliage de l'ermandois, siège royal et présidial de Reims.* 4 p. in-4° s. l. n. d. (Reims, 1787). Ce règlement en quatre articles, daté du 12 juin 1787, rappelle un précédent règlement du 25 août 1782, qui renouvelle les dispositions concernant les accoucheuses, insérées dans les Statuts des chirurgiens de 1730 (Archives de Reims).

(2) Lettre de l'Administration centrale du département de la Marne à l'Administration municipale de Reims. 25 brumaire an V (Archives de Reims).

et les chirurgiens groupés autour de Noël, qui, pour remplacer
la défunte Faculté, venait de fonder, lui tout seul, sans patronage
officiel, une Ecole de santé ; c'était Nicaise Langlet, dont le
Journal de Reims, du 10 fructidor an X (28 août 1802), relate
complaisamment l'heureuse intervention auprès d'une rémoise,
Mme Legeay-Jeunehomme. Cette dame enceinte avait un enfant
« dont la tête extrêmement grosse rendait l'opération très
difficile. Elle a été heureusement délivrée par le citoyen Langlet,
officier de santé, demeurant rue Neuve, à l'aide d'un instru-
ment usité dans ces sortes de cas, sans que la mère et l'enfant
eussent couru de dangers réels ». Deux ans plus tard, Langlet
passa sa thèse de doctorat qu'il dédia à « l'illustre Noël ». Il
n'eut guère le temps de faire d'élèves car l'Ecole de santé n'eut
qu'une existence éphémère ; elle ne formait d'ailleurs que des
étudiants. Nicaise Langlet est le grand-père du Dr J.-B. Langlet.

Tout le monde sait, depuis les brillantes fêtes du Centenaire
célébré l'an dernier, que l'Ecole de Médecine et de Pharmacie
de Reims est née d'un décret de l'Empereur du 4 mars 1808.
L'arrêté ministériel est du mois suivant (14 avril) : *Arrêté
portant règlement relatif aux cours théoriques et pratiques de
Médecine, de Chirurgie et de Pharmacie, établis dans l'Hospice de
l'Hôtel Dieu de la Ville de Reims*, s. l. n. d. [Reims, Le Batard],
9 pages in-4. Le deuxième paragraphe de l'article XXI et
dernier dit : « Le Préfet soumettra au Ministre un projet
particulier de Règlement pour l'organisation du Cours d'Accouchement qui aura lieu dans un autre Hospice que l'Hôtel-Dieu,
et qui est spécialement destiné à l'Instruction des sages-
femmes ».

Un an après, le Préfet de la Marne, M. Bourgeois de Jessaint,
signait le bulletin de naissance de la Maternité de l'Hôtel-Dieu
de Reims. *Arrêté portant règlement relatif au Cours gratuit d'accouchement théorique et pratique établi dans l'Hospice de l'Hôtel
Dieu de la Ville de Reims*. Reims, Le Batard, 12 p. in-4. L'arrêté
est daté du 6 avril 1809.

Pour suivre le cours d'accouchement, il fallait fournir un
certificat de bonne conduite, avoir dix-huit ans, savoir lire et
écrire et payer une pension de 180 francs par semestre ;
moyennant quoi l'élève nourrie, logée, chauffée, éclairée et
blanchie, recevait les leçons de l'Accoucheur de l'Hôpital, aidé

de la maîtresse sage-femme (1) et assistait les gisantes. Elle n'avait droit qu'à deux sorties au plus par mois accordées par Madame La Supérieure.

L'Accoucheur faisait par semaine trois leçons de une heure et une répétition générale ; les leçons étaient reprises le lendemain par la maîtresse sage-femme. Tous deux présidaient aux manœuvres sur le mannequin. Le cours durait un semestre, mais les élèves devaient suivre successivement deux cours : à l'expiration du premier, elles concouraient pour un prix de 100 francs ; à la fin des deux cours, l'examen pour l'obtention du diplôme était passé devant le jury médical du département.

L'enseignement était donné à l'Hôtel-Dieu, situé alors près de la Cathédrale, sur l'emplacement du Palais de Justice actuel ; la salle des gisantes contenait seize lits.

Il n'entre pas dans notre plan d'étudier les transformations du programme des élèves sages-femmes (les cours durent aujourd'hui deux ans), ni de comparer la situation morale et matérielle des sages-femmes du XIXᵉ avec celle des matrones du XVIIᵉ ; il suffira à l'occasion du Centenaire de la Maternité de l'Hôtel Dieu de Reims, de donner les noms des Professeurs. L'enseignement primitivement donné par l'Accoucheur de l'Hôpital, le fut à partir de 1820 par le Professeur d'accouchements de l'Ecole de Médecine : 1809 Jean Husson ; — 1810 Charles-Marie Simon ; — 1829 Jean-Baptiste Maillet ; — 1847 Celse-Joseph Panis ; — 1874 Alphonse Panis ; — 1900 René de Bovis.

Jean Husson, né à Reims le 9 novembre 1742, exerça dabord la chirurgie à Avize, puis revint dans sa ville natale ; il y fut le premier médecin chargé des salles d'accouchements de l'Hôtel Dieu (17 mai 1798) ; jusqu'à lui ce service avait toujours été confié à une maîtresse sage-femme. Il fut chargé du cours d'accouchements à l'Hôpital de Reims par arrêté préfectoral du 24 mars 1809. C'était un élève de Robin, qui lui avait communiqué toute son ardeur ; à la fin de sa vie, quand il ne pouvait plus instruire ses élèves e il les faisait venir chez lui, et quand il était trop fatigué, il se reposait un moment pour reprendre

---

(1) Elle touchait 150 francs par an et était nourrie, logée, chauffée, éclairée et blanchie.

ensuite le cours de sa leçon » (1). Six jours avant sa mort, survenue le 5 mai 1810, il professait encore.

Charles-Marie Simon, né à Machault (Ardennes) en 1782, est le bienfaiteur des Hospices de Reims. Docteur de Paris de 1809, il fut professeur à Reims l'année suivante. Il mourut le 8 février 1830. « Opérateur méthodique et d'un imperturbable sang-froid, homme de mœurs austères ». Dr Phillippe.

Jean-Baptiste Maillet, de Rilly-la-Montagne ; il passa sa thèse devant l'Ecole de Strasbourg, le 16 janvier 1807 : *Considérations sur la nature et le traitement de la fièvre puerpérale*. Il mourut le 29 avril 1847 dans sa 74e année.

Celse-Joseph Panis, de Chimay (Belgique). Docteur de la Faculté de Paris, du 26 janvier 1829, professeur à l'Ecole de Reims dès 1837, il occupa la chaire d'accouchement à partir du 14 août 1847 jusqu'au 16 avril 1874. Il mourut le 26 janvier 1885, dans sa 83e année.

Alphonse Panis, né à Reims le 6 août 1834 ; docteur de la Faculté de Paris du 28 août 1861, avec cette thèse : *Une femme peut-elle accoucher sans en avoir conscience ?* suppléant d'accouchements à l'Ecole de Reims le 30 décembre 1861, il ne devint titulaire qu'en 1874 après la démission de son père. Il mourut en exercice le 23 août 1900. Panis père et Panis fils ont donc enseigné les accouchements aux élèves sages-femmes de l'Hôtel Dieu pendant 53 ans, sans interruption.

Pour savoir quelle place occupaient à Reims les Panis, il fallait entendre nos mères et nos grand'mères ! Et ces éloges plaident seuls aujourd'hui pour eux, car ils n'ont rien écrit ; tout leur temps était donné à leurs clientes et à leurs élèves, étudiants ou sages-femmes, avec une inlassable bonté. *Panis angelicus* nous disions du fils, comme nos aînés l'avaient dit de son père. Paternellement il nous faisait asseoir autour de lui, et il causait lentement et avec simplicité ; il recommençait ses explications jusqu'à ce qu'il eut vu sur nos figures qu'il avait été

(1) *Notice historique sur Jean Husson, professeur de l'Enseignement médical près l'Hôtel Dieu de la Ville de Rheims, prononcée le 1er septembre 1810 à l'ouverture des Exercices publics, en présence de Messieurs les Administrateurs des Hospices, par M. Guerbois, professeur et secrétaire de l'Enseignement médical. Reims, Le Batard.* 7 pages in-4°.

bien compris. Il se levait alors, allumait un mince cigare et retournait en ville à ses malades.

A sa mort sa bibliothèque fut dispersée ; elle renfermait d'intéressants souvenirs médicaux rémois. J'ai, de cette provenance, un *Traité des accouchements* de Dionis qui a appartenu à notre Caqué en 1746.

Xavier-Camille Beltz, né à Guebwiller le 4 décembre 1838, docteur de 1863 avec cette thèse : *De la rétraction de l'utérus comme cause de dystocie*, fut le suppléant de Panis à la suite du concours des 18-27 janvier 1875. Il quitta Reims pour Paris avant d'avoir été titularisé.

M. René de Bovis, suppléant depuis le ·· mai 1897, occupe la chaire d'accouchements depuis 1900. Il est le successeur qu'aurait souhaité Robin, aide-major des camps et armées comme lui.

.˙.

Pour terminer cet Essai sur les sages-femmes du pays rémois, donnons une innocente charade, signée « un accoucheur » parue dans le *Journal du département de la Marne* du 29 juin 1805. L'accoucheur rémois Ponsardin-Simon était poëte et il inondait de ses productions les colonnes de ce journal ; le nom de l'accoucheur est donc aussi facile à découvrir que le mot de l'énigme :

Mon entier, toujours mon dernier,
Devrait être aussi mon premier.

APPENDICE

Certificat de Sage-Femme délivré par Mme du Coudray en 1773

(Pièce imprimée des Archives départementales C. 356)

Je soussignée Le Boursier du Coudray, maitresse sage-femme à Paris et brevetée du Roi à l'effet de tenir des cours d'Instruction publique pour enseigner l'art des Accouchemens dans tout le Royaume, certifie à Monseigneur l'Intendant de la Province et frontière de Champagne que dans le cours que j'aie tenu, de son autorité, dans la Ville de Châlons, commencé le 1er décembre 1772 jusqu'au 1er février suivant, la nommée.......... de la Paroisse de........ a suivi le dit cours avec zèle et application, qu'elle y a pris toutes les Instructions nécessaires et que l'ayant fait opérer sous mes yeux, elle m'a paru très capable d'exercer la profession d'Accoucheuse dans la dite Paroisse et de mériter les bontés de Monseigneur l'Intendant. En foi de quoi nous lui avons délivré le présent certificat.

Fait à Châlons-sur-Marne, le 1er février 1773.

Suit le visa imprimé de l'Intendant pour exempter ladite sage-femme de diverses impositions.

Il y a, dans un des dossiers des Archives dépouillés pour cet Essai, un diplôme manuscrit sur parchemin, avec sceau pendant, délivré par Mme du Coudray, à Jean-Baptiste Paquot, maître en chirurgie de Vitry-en-Perthois, le 10 mars 1773.

Certificat de Sage-Femme délivré par Robin en 1774

(D'après une copie collationnée des Archives départementales C. 357)

Je soussigné, Maître en Chirurgie, ancien chirurgien sous-aide major des camps et armées du Roi, correspondant de l'Académie Royale de chirurgie et préposé par Monsieur l'Intendant de la généralité de Champagne pour l'instruction gratuite des sages-femmes de la campagne, certifie que Lucie Mancion, veuve de Jean Le Lorrain, du village de Bazancourt, a assisté au cours des Accouchemens que j'ay tenu pendant les nous de décembre 1773 et janvier de la présente année, qu'elle a fait tout ce qui est en son pouvoir pour profiter des préceptes de théorie que j'ay établi, que dans ces différents cas de pratique que je luy ai présenté elle m'a donné des preuves d'adresse et d'intelligence, qu'elle est en état de secourir les femmes en travail tant dans les accouchemens naturels et laborieux que dans ceux que nous appelons contre nature ; j'espère enfin qu'avec la prudence et la bonne volonté que je luy ai reconnue et en profitant des lumières que je me suis efforcé de luy donner, elle évitera les accidens fâcheux qui sont ordinairement les effets de l'ignorance et de l'impéritie, et que par là elle contribuera à remplir les vûes sages du gouvernement en se rendant utile à l'humanité. C'est dans cette confiance que je luy ai délivré le présent certificat. A Reims, le 24 janvier 1774. *Signé*, ROBIN.

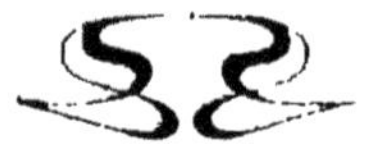

8152 REIMS. — Imprimerie MATOT-BRAINE, rue du Cadran-Saint-Pierre, 4.

www.ingramcontent.com/pod-product-compliance
Ingram Content Group UK Ltd.
Pitfield, Milton Keynes, MK11 3LW, UK
UKHW021045120726
13693UKWH00006B/2423